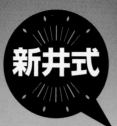

新井式

今まで誰も
教えてくれなかった

前庭リハビリの
エッセンス

新井基洋 著

横浜市立みなと赤十字病院
めまい平衡神経科部長

中外医学社

　みなさん、こんにちは。私は横浜市立みなと赤十字病院めまい平衡神経科の新井基洋と申します。本書をお手に取ってくださり、ありがとうございます。本書は、薬物のみでの治療に抵抗し、患者さんを苦しめている各種めまい症状とめまいに付随する諸症状が遷延する慢性めまい患者さんに、前庭リハビリ（以下前庭リハ）という治療法があることを医師から話していただき、段階的に実践していただくための本です。

　それぞれの患者さんの症状を踏まえて最適な前庭リハを選択して治療したいのだが、どの前庭リハを選んでよいかわからないという声を、医師からも患者さんからも頂戴します。これには患者さんの実年齢や前庭リハへの取り組みのやる気の度合も関係しますので、本来は患者さん一人ひとりに対してオーダーメイドされた選択が理想なのです。しかし、令和6年5月の時点では前庭リハ指導料などには保険点数がないため、医師や理学療法士は無料で指導しなくてはなりません。よって、忙しい診療で前庭リハのための時間を多くはとれません。

　そこで、私が35年間の前庭リハ指導歴の経験値から厳選した前庭リハを本書で紹介します。それも、自宅の限られた

スペースで行うのにふさわしい内容としました。高齢の患者さんには、年齢で落ちた全身の平衡機能や筋力などの改善も加味し、適切な強度も考慮した前庭リハから開始していただきます。リハビリ強度は基本的には「弱」→「中」→「強」と段階的にステップアップしていきますが、年齢が若く、やる気のある患者さんは「中」から始め、「強」へとステップアップしていただいても構いません。指導医師の皆さんには、迷った場合は「弱」から開始されることをお勧めします。

　また、本書では、前庭リハビリや耳石置換法をわかりやすく解説した動画を用意し、2次元コードからスマートフォンなどで手軽に視聴できるようにしました。動画はモデルさんと新井、および出演を快諾してくれたジャパン・メディカル・カンパニーCEOの大野秀晃氏が実演している3パターンです。

　では、動画も参考にしながら実際に施行してみましょう！楽しみながら学習してください。

横浜市立みなと赤十字病院めまい平衡神経科 **新井基洋**

著者からのメッセージ ▶

スタート

あなたの症状はどちらですか？

● ある日突然の「めまい（視界がぐるぐる回る感じ)」

● だんだんとひどくなる「ふらつき（雲の上を歩いているようなフラフラした感じ。まっすぐ歩けない感じ)」

ある日突然の「めまい」

だんだんひどくなる「ふらつき」

病院で、「歳のせいです」と言われましたか？

いいえ

はい

ふらつきが残るグループ
STEP 1
リハビリ初心者へ
（17 ページ）

慢性ふらつきグループ
STEP 1
リハビリ初心者へ
（17 ページ）

JCOPY 498-06288

めまいは
過去に1度だけ
ですか？

はい →

激しいめまい1度目
グループ

STEP1
リハビリ初心者へ
（17ページ）

いいえ ↓

めまいのときに
耳鳴り・難聴が
悪化しますか？

はい →

繰り返すめまいと
変動する難聴グループ
➡メニエール病

リハビリを
推奨しない

いいえ ↓

寝る・起きる・寝返り
などによって、
めまいが起きますか？

はい →

頭や体を動かすと
めまいがするグループ

第2章
BPPVの耳石置換法へ
（45ページ）

いいえ ↓

繰り返すめまいグループ

STEP1
リハビリ初心者へ
（17ページ）

『めまいは 寝てては 治らない』
【第7版】

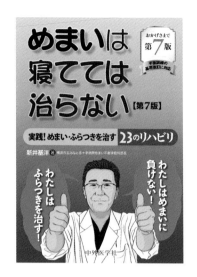

刊行後に届いた
耳鼻科医からの
メッセージを
紹介しましょう。

　新しく始める先生にとっては、どのリハビリを選択するかが書いてあると、診療の手助けになるのでお願いしたい。本に載っているリハビリを全部やろうとすると、かなりの時間がかかってしまうからです。

　「時間がないときはこれだけをやりましょう」のようなショートバージョンがあると、仕事などで忙しい患者さんにも取り組みやすくなるかと思います。

北海道大学耳鼻咽喉科・藤原圭志先生

JCOPY 498-06288

「これだけはやってほしい」という内容になると、すっきりするので指導しやすいです。

　新井先生からのメッセージ、リハビリ指導を2次元コードの動画で見たいです。

　実際の医師の立場からは、めまい学会のリハビリ指針・ガイドラインと新井式とをどうしようかと悩んでいます。どちらもリハビリの内容が多く、選択に悩んでいます。

市立吹田市民病院耳鼻咽喉科・山戸章行先生

　めまいの程度も前庭障害の程度もさまざまなので、どの患者さんにどのリハビリメニューをどの強度で組むのがよいのかがわからず、手探りでやっています。

　一般耳鼻科医が提案しやすいリハビリについてもアドバイスがあればありがたいと思います。

　具体的な症例の前庭機能検査の結果やリハビリメニュー、メニューの選択理由、その後の経過などを教えていただけたらイメージしやすいと思います。

　強度も初心者から上級者までいろいろあると思うのですが、どうやってステップアップしていけばよいのかも知りたいです。

大阪大学耳鼻咽喉科・伊賀朋子先生

毎日、最低これだけはする、という提案もありかと考えます。動画が2次元コードから視聴できることを希望します。

旭川赤十字病院耳鼻咽喉科・長峯正泰先生

　今のリハビリの方向は、理論化に向かっている気がします。理論化は一見わかりやすいようですが、実践よりもリハビリの知識を深めることのみになってはいけません。そこに、患者さんを治す情熱や熱量もないといけないと考えます。患者さんやご家族を動かすのは情熱や熱量だと思っています。

　高齢の患者さんは一度に体を動かせる時間には限りがあります。朝のテレビ体操と同じくらいの時間でできる内容のリハビリに絞ってほしい。

高知医療センター耳鼻咽喉科・土井　彰先生

　　　　このようにたくさん頂戴した
　　　　「現場の声」をもとにして、
本書『新井式前庭リハビリのエッセンス』は
　　　　誕生しました。

JCOPY 498-06288

目次

―――――――――本書のウリ―――――――――

2次元コードから
動画を見ることができます。

歩行の代わりに足踏みを
取り入れたリハビリ
（18番コンパクトスペース版）
を学ぶことができます。

耳石が動く様子を
見ることができます。

本書の内容は複写厳禁です。

● 本書で採用した『めまいは寝てては治らない【第7版】』のリハビリとその理由

リハビリ番号	名称（『めまいは寝てては治らない』）	姿勢	
1	速い横	坐位	
2	速い縦		
5	ふり返る		
6	上下		
7	はてな		
10	片足立ち	立位	
11	50歩足踏み		
12	つま先立ち		
17	ハーフターン	歩行	
18	歩行 応用編		
20	自分で行うイプリ法	ベッド上	
21	グフォーニ法		
22	逆グフォーニ法		
23	ヘッドチルトホッピング	坐位または立位	

JCOPY 498–06288

リハビリ採択理由/『めまいは寝てては治らない』との違い（工夫）

- ・高齢者の動体視力を鍛えるために欠かすことができない
- ・リハビリ強度を上げるとともに坐位から立位へ負荷

- ・前庭動眼反射を鍛えるために欠かすことができない
- ・リハビリ強度を上げるとともに坐位から立位へ負荷

- ・立位ふらつき改善には不得意な足をどちらか見極める必要があるため
- ・基本的にリハビリ時間を1回30秒から開始

- ・上肢下肢を使う偏倚検査としても活用でき、下肢の筋力増強を図るため
- ・開閉眼ともに壁に手をつける

- ・高齢者の立ちくらみを改善し、第2の心臓である下腿三頭筋を鍛え、ふらつきを予防
- ・壁に手をつけて滞空時間長めの10回リハビリ

- ・ふらつきを改善する効果が高く、左右不得意が実感しやすく、かつ16番の回転練習を包括しているため
- ・右3回左3回を基本とする

- ・前庭動眼反射および前庭脊髄反射を鍛える最重要リハビリ
- ・場所を必要とする歩行ではなく、30歩足踏みをしながら頭部を動かす

- ・後半規管型BPPVの治療としてガイドライン推奨
- ・指導しやすく修得しやすくするためエア・イプリ法を提示し、動画で耳石が元に戻る様子を見せた

- ・外側半規管型カナル型BPPVの治療としてガイドライン推奨
- ・動画で耳石が元に戻る様子を見せた

- ・外側半規管型クプラ型BPPVの治療としてガイドライン推奨
- ・動画で耳石が元に戻る様子を見せた

- ・外側半規管型クプラ型BPPVの治療としてベッドを使わず比較的簡単に行える
- ・65歳以上は膝が悪い女性が多いため、坐位で行うヘッドチルト変法を見せた

●動画一覧

スマートフォンやタブレットで、2次元コードを読み取ると、リハビリ動画が視聴できます。

掲載ページ	リハビリ内容	2次元コード
18 ページ	1 番　速い横 ［坐位］	
19 ページ	2 番　速い縦 ［坐位］	
20 ページ	5 番　ふり返る ［坐位］	
21 ページ	6 番　上下 ［坐位］	
22 ページ	7 番　はてな ［坐位］	
24 ページ	10 番　片足立ち	
25 ページ	11 番　50 歩足踏み	
26 ページ	12 番　つま先立ち	
28 ページ	1 番　速い横 ［立位］	
29 ページ	2 番　速い縦 ［立位］	
30 ページ	5 番　ふり返る ［立位］	

JCOPY 498−06288

掲載ページ	リハビリ内容		2次元コード
31 ページ	6 番	上下［立位］	
32 ページ	7 番	はてな［立位］	
35 ページ	17 番	ハーフターン	
41 ページ	5 番	ふり返る＋足踏み	
42 ページ	6 番	上下＋足踏み	
43 ページ	7 番	はてな＋足踏み	
46 ページ	20 番	自分で行うイプリ法（耳石が動く様子）	
50 ページ	21 番	グフォーニ法（耳石が動く様子）	
52 ページ	22 番	逆グフォーニ法（耳石が動く様子）	
54 ページ	23 番	ヘッドチルトホッピング	
55 ページ	23 番	ヘッドチルトタッピング法（裏ワザ）	

第1章に行く前に…

前庭リハの
めまい改善効果には証拠がある

バランスが障害された患者さん（めまい）に対する
前庭リハビリの治療効果は有効である。
特に、自分で感じるめまいの改善には
エビデンスがある。

McDonnell MN, et al. Cochrane Database Syst Rev. 2015; 1: CD005397.

めまいリハビリの5つの分類

A 体を動かしたときのめまい・ふらつきを治す機序を促進するリハビリ

B 目と耳、耳と脊髄をつなぐ反射を鍛えるリハビリ

C 耳の代わりに目と足の裏を活用するリハビリ

D めまいを起こす動作に慣れるリハビリ

E 耳石を元に戻すリハビリ（→第2章）

平衡訓練の基準の改訂ワーキンググループ. Equilibrium Res. 2021; 80: 591-9.
加藤 巧, 他. Equilibrium Res. 2017; 76: 79-83 を基に作成.

第1章

強度別前庭リハビリ〔コンパクト版〕

☞ 時間がない時はこれだけをやりましょう

高齢者のふらつき

末梢、中枢前庭系、視覚など、すべての感覚器・出力系の機能低下を生じる

- ✓ 前庭機能低下は加齢と相関する

- ✓ 潜在的前庭機能低下が存在する

- ✓ プルキンエ細胞の加齢による変化で小脳機能が低下する

- ✓ 起立性調節障害も合併、立位運動は要注意

- ✓ 食直後は血圧が下がるので、直後の運動は避ける

STEP 1 ➤➤➤➤➤➤➤➤

リハビリ初心者への指導

対象 高齢者クラス
ふらつきの強い人
※75歳以上はSTEP 1から開始しましょう

強度 弱

回数 1日3回（朝・昼・夕　7分ずつ）

選択の目安

	～20歳	60歳	75歳	90歳～
実年齢	STEP 2、STEP 3		STEP 1	
体力年齢	STEP 2、STEP 3			STEP 1

	大	普通	小
やる気	STEP 3 / STEP 2		STEP 1

体力年齢の目安：①体重減少（半年で2～3kg低下）、②自覚的疲労感、③活動量の低下（軽い運動・体操をしていない）、④歩行速度の低下（秒速1m未満）、⑤筋力（握力）の低下（男性：26kg未満、女性：18kg未満）のうち，2つ以上あてはまる人は、STEP 1から始めましょう！

1番 速い横 Ⓓⓒ

肩幅より少し広めに
両手を開く。

左右交互に
目玉だけで追う。

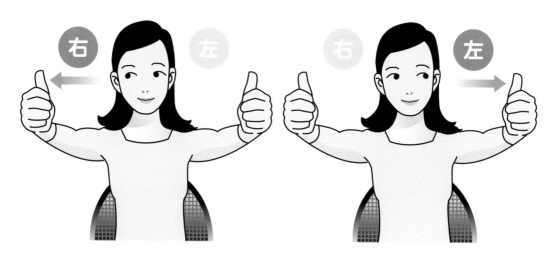

- 頭は動かさない。
- 腕を伸ばすのが辛い方は肘を曲げたままでも OK。
  ただし、左右均等の長さにすること。

実践のポイント

- ☑ 20回、数を数えて、目線を変える練習をしましょう。

- ☑ 親指の爪が指標点です。手をしっかり伸ばし、親指
  の爪をしっかりと目で捉えてください。

- ☑ このリハビリをやっておくと、v-HITの検査に役立
  ちます。

リハビリ動画
▼

JCOPY 498-06288

2番 速い縦 Dc

利き手を上に。目玉だけ上下に動かす。

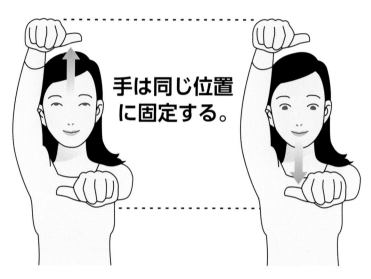

手は同じ位置に固定する。

● 頭は動かさない。

● 腕を伸ばすのが辛い方は肘を曲げたままでも OK。
ただし、左右均等の長さにすること。

実践のポイント

✓ 20回、数を数えて、目線を変える練習をしましょう。

✓ あなたの左手は伸びていますか？　ひじが曲がって
いますよ。手をしっかり伸ばすのがポイントです。
これも親指の爪が指標点です。

✓ このリハビリをやっておくと、v-HITの検査に役立
ちます。

リハビリ動画
▼

5番 ふり返る Ⓑ Ⓐ

体の正面で親指を立てる。頭を左右30度ずつ回す。

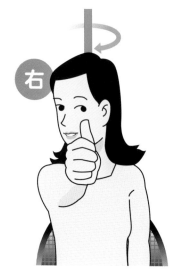
右

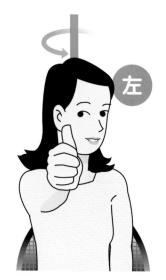
左

● クラッとしても中止しない！ ● 手は動かさない。

実践のポイント

☑ 親指を見続けることは、結構難しいです。

☑ 20回、数を数えて、目線を変えずに頭を左右に動かす練習をしましょう。

☑ このリハビリでクラッとしても絶対に続けましょう！ めまいが治る大きな足がかりです。

☑ 首が悪い方や高齢者は、極端に速く、多く行うことは避けましょう。

☑ このリハビリをやっておくと、v-HITの検査に役立ちます。

リハビリ動画
▼

JCOPY 498-06288

6番 上下 Ⓑ Ⓐ

腕を伸ばして、右手の親指で左側を指す。
指を見ながら頭を30度ずつ上下する。

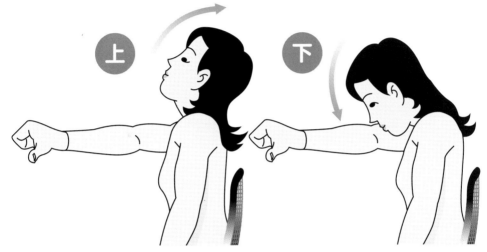

上　下

● 手は動かさない。
● 上を向くときに天井を見ない！　爪をしっかり見る。

実践のポイント

✓ 20回、数を数えて、目線を変えずに頭を上下に動
かす練習をしましょう。

✓ これ、メチャメチャ大事です。

✓ 首が悪い方や高齢者は、極端に速く、多く行うこと
は避けましょう。

✓ このリハビリをやっておくと、v-HITの検査に役立
ちます。

リハビリ動画
▼

7番 はてな BA

腕を体の正面につきだし、
視線は親指を正視したまま、首を左右にかたむける。

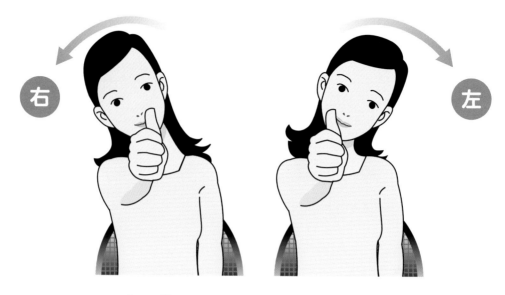

- 手は動かさない。
- 耳石器機能を鍛える大事な訓練！

実践のポイント

✅ 20回、数を数えて、目線を変えずに頭を左右に傾ける練習をしましょう。

✅ 通称「はてな？のポーズ」と呼んでいます。

リハビリ動画
▼

JCOPY 498–06288

次のページからは、
いよいよ立位での
リハビリです。

高齢者のめまいとは

　めまい症状には回転性めまい以外に、浮いたようなめまい（浮動性めまい）と、身体が揺れるような不安定性めまいがあります。考えられる大きな理由は加齢です。高齢になると内耳と筋肉、脳にバランス情報を伝える神経のすべてが衰えます。米国における7000人を対象とした調査では、60 〜 69歳で50％、80歳では85％の方のバランス機能が低下します。詳しく書くと、三半規管は70歳代以降で低下します。耳石（器）は50歳から加齢変化が始まります。小脳は50歳から衰え始めます。加齢により眼は老眼になり、下半身の筋肉も70歳以上は若いころの70％に減少しています。

　そこで、開眼で壁に手を付けて「50歩足踏み」をしましょう。これは上半身と下半身をつなぐ腸腰筋を鍛えるバランストレーニングです。下半身を中心とした抗重力筋を鍛え、歩行を伴う頭部運動は最もお勧めの前庭リハビリです。平均寿命を越えた皆さんはすでに勝ち組です。そこからはふらつきと上手くつきあい、100点を取ろうとしないで70点でも良しとしてください。さあ、前向きに少しでも歳に抗う運動にレッツトライ!!

10番 片足立ち C

目を開けて片足立ち 支えあり	目を開けて片足立ち 支えなし
5秒 ➡ 10秒 ➡ 20秒 ➡ 30秒	5秒 ➡ 10秒 ➡ 20秒 ➡ 30秒

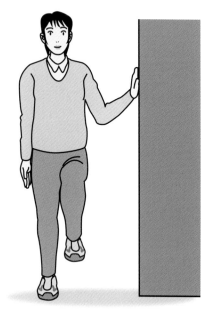
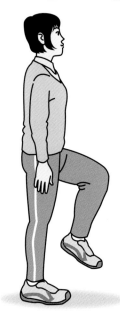

実践のポイント

✅ 支えありの5秒から30秒を、右3回左3回、1日3回行いましょう。

✅ 右足・左足どちらかを上げると、反対側に比べてよりつらくありませんか？　そちらを多めに練習しましょう。短所を克服してください。

リハビリ動画
▼

JCOPY 498-06288

11番 50歩足踏み Ⓑⓒ

まずは目を開けて、壁や机に手をつけて足踏みを行う。

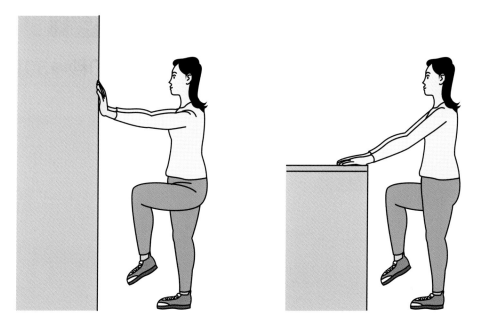

- 両手を肩の高さまで上げ、目を開けて50歩足踏みを行う。
- 慣れたら目を閉じて50歩足踏みを行う。

実践のポイント

✓ まずは目を開けて、壁や机に手をつけて足踏みを
　やってみましょう。

✓ ふらつきが強い方は、下肢の筋力増強を目的に、目
　を開けて50歩もも上げの足踏みをすすめています。

✓ 慣れたら足をできるだけ高く上げてください。

リハビリ動画
▼

12番 つま先立ち ©

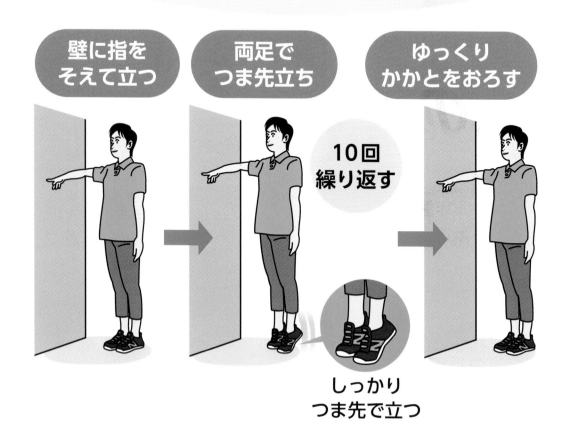

壁に指を
そえて立つ

両足で
つま先立ち

10回
繰り返す

ゆっくり
かかとをおろす

しっかり
つま先で立つ

● 「い〜ち」とゆっくり数を数え、滞空時間を長めに。

実践のポイント

☑ 慣れるまでは、手を壁にそえたり、介助者をつけて
行いましょう。

☑ 最初はかかとを少し上げる程度でも結構です。少し
ずつ高く上げるようにしましょう。

リハビリ動画
▼

JCOPY 498-06288

STEP 2

リハビリ中級者 への指導

対象 実年齢と体力年齢が壮年期クラスだと思う人
ふらつきは強いが、やる気と若さ（体力年齢）がある人

強度 中

回数 1日3回（速く、高く）（朝・昼・夕　7分ずつ）

選択の目安

	〜20歳		60歳	75歳	90歳〜
実年齢	STEP 2、STEP 3			STEP 1 〜	
体力年齢	STEP 2、STEP 3				STEP 1

	大	普通		小
やる気	STEP 3	STEP 2	STEP 1	

体力年齢の目安：①自覚的疲労感、②活動量の低下（軽い運動・体操をしていない）、③歩行速度の低下（秒速1m未満）、④筋力（握力）の低下（男性：26kg未満、女性：18kg未満）のうち，あてはまるものが1つ以下の人は、STEP 2から始めても結構です。

1番 速い横 Dc

STEP 1の ［1番］（18ページ）を立って行いましょう。

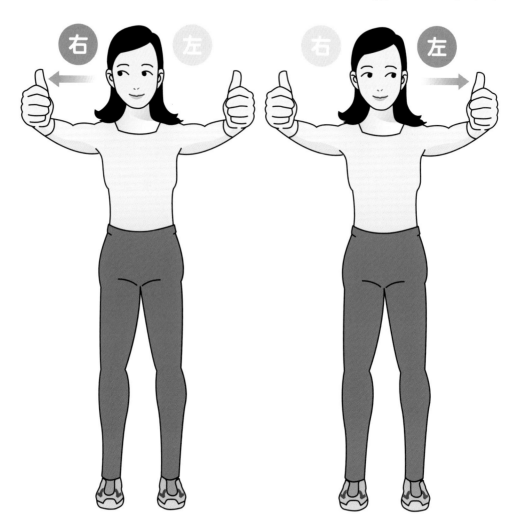

実践のポイント

☑ つらい人は、壁に寄りかかりながら行いましょう。

JCOPY 498–06288

2番 速い縦 ⒹⒸ

STEP 1 の［2番］（19ページ）を立って行いましょう。

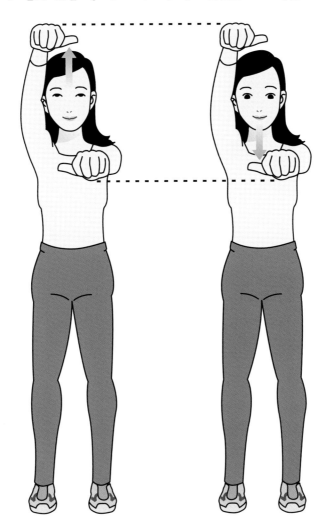

💬 **実践のポイント**

☑️ つらい人は、壁に寄りかかりながら行いましょう。

リハビリ動画

5番 ふり返る BA

STEP 1の［5番］（20ページ）を立って行いましょう。

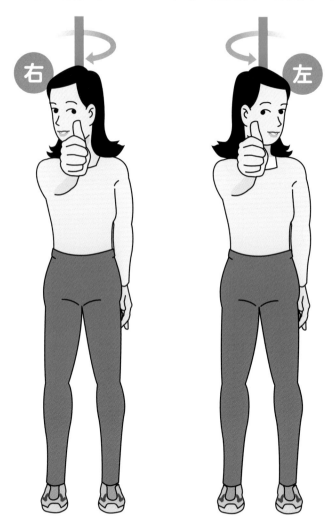

右　左

実践のポイント

☑ つらい人は、壁に寄りかかりながら行いましょう。

リハビリ動画

JCOPY 498-06288

6番 上下 BA

STEP 1の［6番］（21ページ）を立って行いましょう。

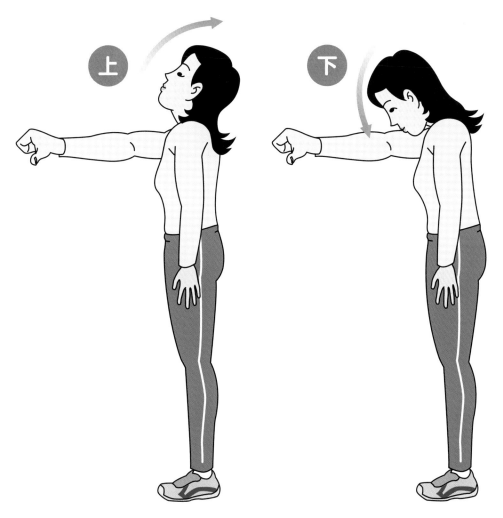

上

下

実践のポイント

☑ つらい人は、壁に寄りかかりながら行いましょう。

7番 はてな B A

STEP 1の [7番] (22ページ) を立って行いましょう。

右 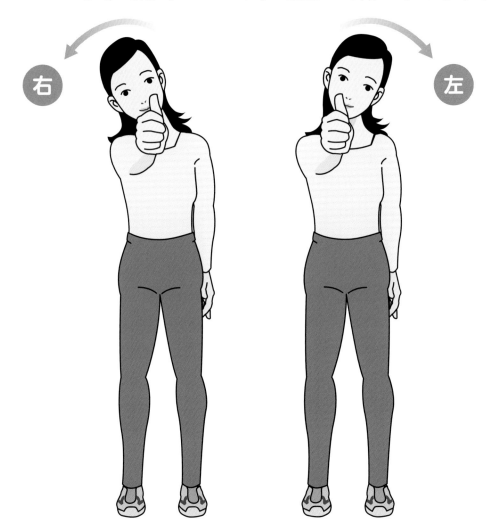 左

実践の**ポイント**

✓ つらい人は、壁に寄りかかりながら行いましょう。

リハビリ動画

JCOPY 498-06288

次のページからのリハビリ
はSTEP 1と同じものです。
17番 ハーフターンが
追加されています。

壮年期のめまいとは

　めまい症状には回転性めまい以外に、浮いたようなめまい（浮動性めまい）と、身体が揺れるような不安定性めまいがあります。米国における7000人を対象とした調査では、60〜69歳で50％の方のバランス機能が低下します。耳石（器）は50歳から加齢変化が始まります。小脳は50歳から衰え始めます。45歳から眼は老眼になり、下半身の筋肉も30歳から年間0.6％以上減少し、60歳になると18％も減少している計算となります。

　そこで、開眼で壁に手を付けて「50歩足踏み」をしましょう。下半身を中心とした抗重力筋を鍛え、歩行を伴う頭部運動は最もお勧めの前庭リハビリです。ふらつきと上手くつきあい、100点を取ろうとしないでください。前向きな考えをもち、「めまい・ふらつきを治す！」と声に出しながら、少しでも良くなるための平衡訓練を1日3回習慣にして取り組んでください。

10番▶片足立ち ⓒ

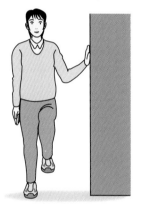 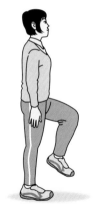

24ページ
参照

11番▶50歩足踏み Ⓑⓒ

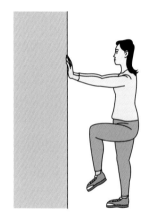 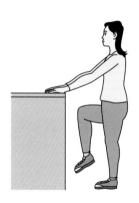

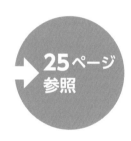
25ページ
参照

12番▶つま先立ち ⓒ

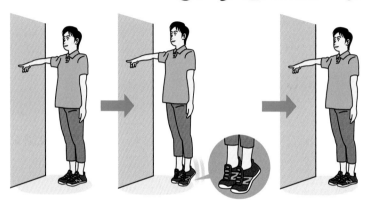

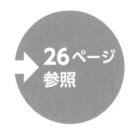
26ページ
参照

JCOPY 498–06288

17番 ハーフターン Ⓓ

① 右ハーフターン
（特に右耳が悪い人へ）

(1) 足をそろえて立つ。
(2) 左足を前に出す。
(3) 右にクルッと回る。
(4) 左足を前に出して右足にそろえる。

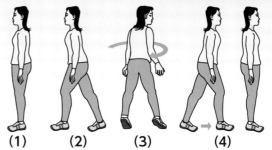

(1)　(2)　(3)　(4)

② 左ハーフターン
（特に左耳が悪い人へ）

(1) 足をそろえて立つ。
(2) 右足を前に出す。
(3) 左にクルッと回る。
(4) 右足を前に出して左足にそろえる。

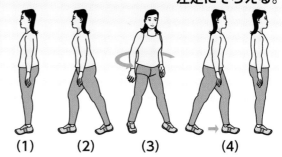

(1)　(2)　(3)　(4)

実践のポイント

- ✔ 右ハーフターンを連続3回、左ハーフターンを連続3回やってみましょう。

- ✔ 頭の軸が傾いてしまい、バランスが崩れる方が左・右どちらかに必ずあります。そちらを多めに練習しましょう。

- ✔ 壁など固定されたものにさわれる状態で行うと転倒の危険が少なくなります。

リハビリ動画

あなたの
めまい、
ふらつきは、
リハビリで
克服できます！

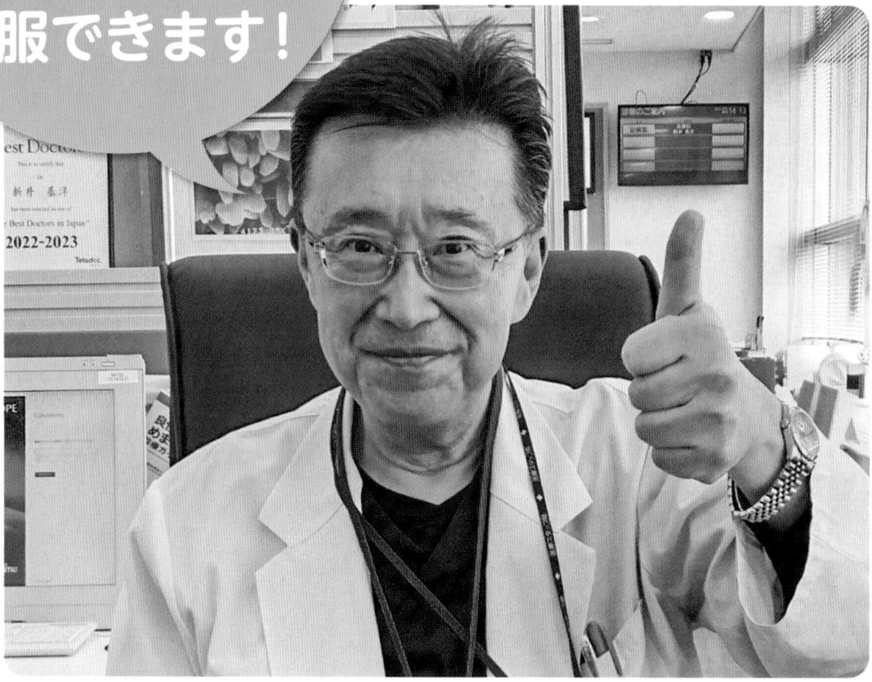

JCOPY 498-06288

STEP 3 ▸▸▸▸▸▸▸▸

リハビリ上級者への指導

対象 ふらつきは強いが、やる気と体力が"とても"ある人

強度 強

回数 1日3回（速く、高く）（朝・昼・夕　7分ずつ）

選択の目安

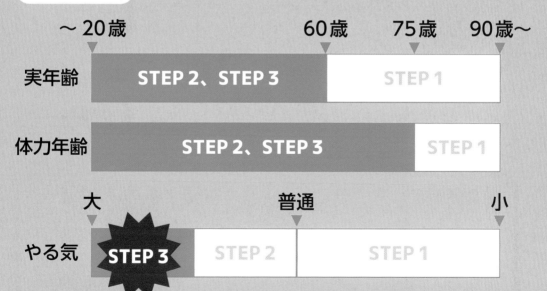

	～20歳		60歳	75歳	90歳～
実年齢	STEP 2、STEP 3			STEP 1	
体力年齢	STEP 2、STEP 3				STEP 1

	大		普通		小
やる気	STEP 3	STEP 2		STEP 1	

本来は、18番のリハビリをやっていただくのが
理想ですが……

18番▶歩行 応用編 Ⓑ

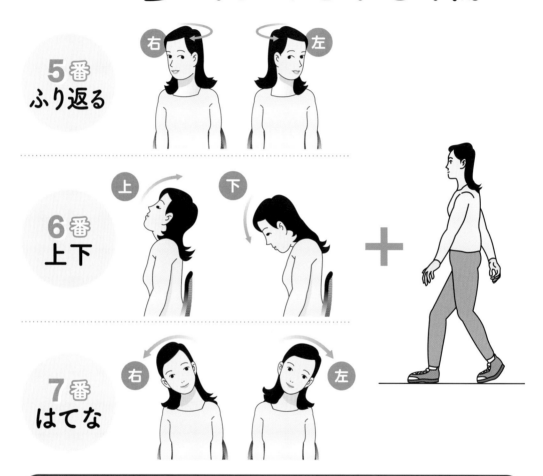

5番 ふり返る 右 左

6番 上下 上 下 ＋

7番 はてな 右 左

現実問題として、歩くスペースを確保するのが難しい場合もあると思います。
理想だけではめまいリハビリはできないので、
当院では18番のリハビリを「足踏み」で行っています。
40ページで「コンパクトスペース版」として解説します。

JCOPY 498-06288

5番 ふり返る +Walk Ⓐ

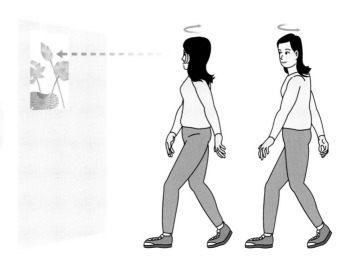

6番 上下 +Walk ⒷⒶ

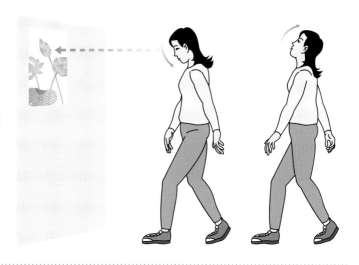

7番 はてな +Walk ⒷⒶ

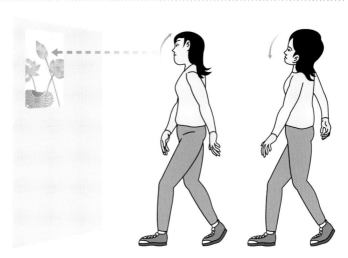

18番 歩行 応用編 Ⓑ

コンパクトスペース版

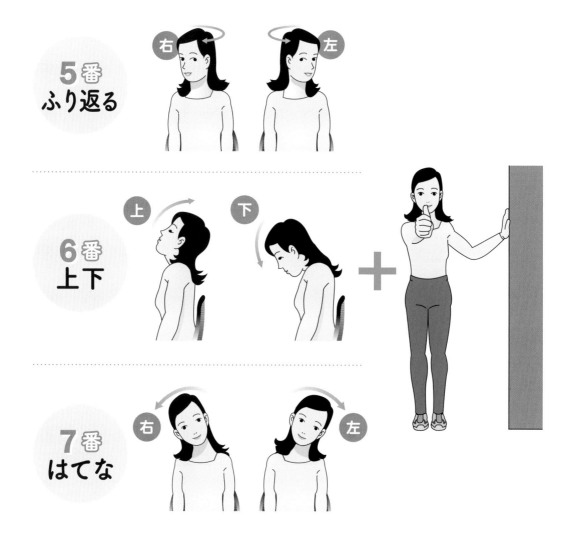

5番 ふり返る 右 ← → 左

6番 上下 上 下 +

7番 はてな 右 左

● 足踏みしながら5番、6番、7番を行う複合の運動です。頭の動きは5番、6番、7番と同じです。

JCOPY 498-06288

5番 ふり返る＋足踏み Ⓐ

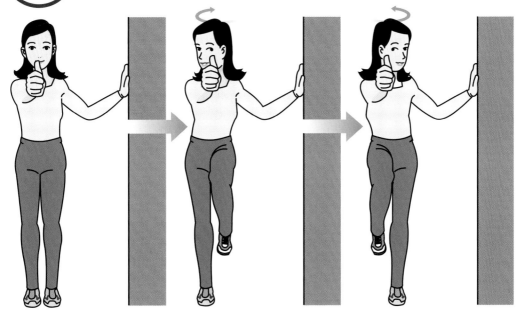

基本の
姿勢

リハビリ動画

実践のポイント

- ✓ 足踏みのときに、伸ばした手の親指の爪をしっかりと見てください。

- ✓ 30回、口に出して数えてみましょう。

- ✓ 太ももはできるだけ高く上げましょう。

6番 上下＋足踏み

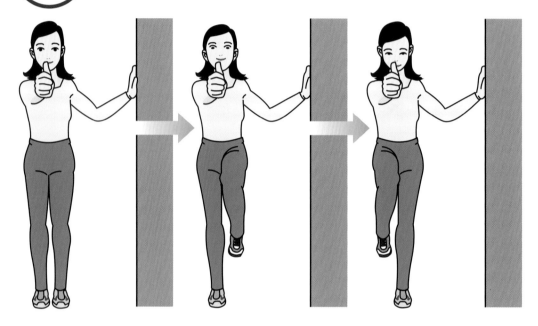

基本の姿勢

実践のポイント

- ☑ 足踏みのときに、伸ばした手の親指の爪をしっかりと見てください。

- ☑ 30回、口に出して数えてみましょう。

- ☑ 太ももはできるだけ高く上げましょう。

リハビリ動画

JCOPY 498-06288

7番 はてな＋足踏み ⒷⒶ

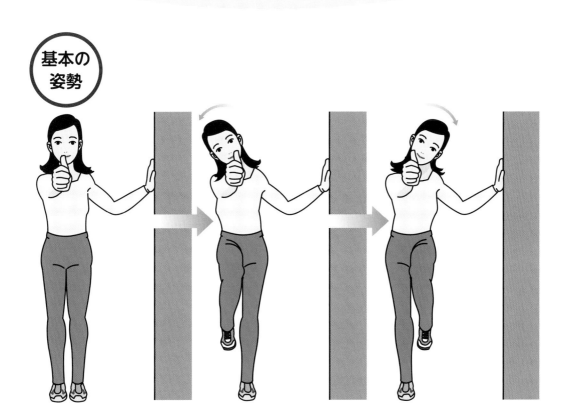

基本の
姿勢

実践のポイント

☑ 足踏みのときに、伸ばした手の親指の爪をしっかり
と見てください。

☑ 30回、口に出して数えてみましょう。

☑ 太ももはできるだけ高く上げましょう。

リハビリ動画
▼

リハビリの進め方のオプション

STEP 1 → STEP 2 → STEP 3 でなく、各リハビリの強度を高めていく方法もあります。

1番

強度・弱：坐位リハビリ**1**番（めまい学会の平衡訓練の基準 3) 4) に該当）

強度・中：立位リハビリ**1**番（めまい学会の平衡訓練の基準 3) 4) に該当）

強度・強：足踏み＋立位リハビリ**1**番（めまい学会の平衡訓練の基準 3) 4) に該当）

2番

強度・弱：坐位リハビリ**2**番（めまい学会の平衡訓練の基準 3) 4) に該当）

強度・中：立位リハビリ**2**番（めまい学会の平衡訓練の基準 3) 4) に該当）

強度・強：足踏み＋立位リハビリ**2**番（めまい学会の平衡訓練の基準 3) 4) に該当）

5番

強度・弱：坐位リハビリ**5**番（めまい学会の平衡訓練の基準 3) 4) に該当）

強度・中：立位リハビリ**5**番（めまい学会の平衡訓練の基準 3) 4) に該当）

強度・強：足踏み＋立位リハビリ**5**番（めまい学会の平衡訓練の基準 3) 4) に該当）

6番

強度・弱：坐位リハビリ**6**番（めまい学会の平衡訓練の基準 3) 4) に該当）

強度・中：立位リハビリ**6**番（めまい学会の平衡訓練の基準 3) 4) に該当）

強度・強：足踏み＋立位リハビリ**6**番（めまい学会の平衡訓練の基準 3) 4) に該当）

7番

強度・弱：坐位リハビリ**7**番（めまい学会の平衡訓練の基準 3) 4) に該当）

強度・中：立位リハビリ**7**番（めまい学会の平衡訓練の基準 3) 4) に該当）

強度・強：足踏み＋立位リハビリ**7**番（めまい学会の平衡訓練の基準 3) 4) に該当）

JCOPY 498-06288

第2章

BPPVの耳石置換法と耳石が動く様子

- 耳石が動く様子を見てみよう
- 耳石置換法と裏ワザを学ぼう

● BPPV（良性発作性頭位めまい症）

バラニー学会の新診断基準（2015年）では、以下4つの概念がBPPV

	対応する耳石置換法	推奨度
1) 後半規管結石症	イプリ法（エア・イプリ法）	A
2) 外側半規管結石症	グフォーニ法	B
3) 外側半規管クプラ結石症	逆グフォーニ法（ヘッドチルトホッピング法、座って行うヘッドチルトタッピング法）	A
4) すでに自然寛解している		

20番 自分で行う イプリ法 Ⓔ

病院で、良性発作性頭位めまい症（後半規管型：寝起き型）と診断がつき、医師から許可が出た方が行ってください。

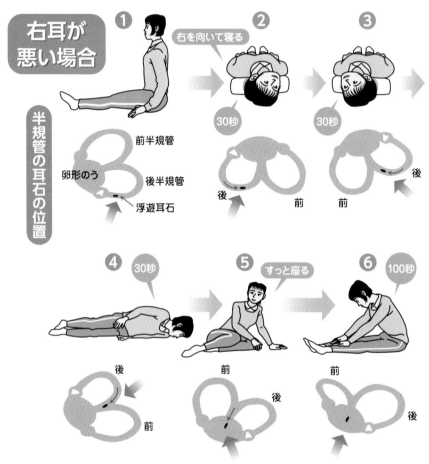

右耳が悪い場合

半規管の耳石の位置

前半規管

卵形のう

後半規管

浮遊耳石

① ベッドに座る。

② 右を向いて寝る。その姿勢で30秒数える。

③ 20秒数えながらゆっくり左を向く。そこで30秒数える。

④ 身体全体で左側に寝返りをうつ。さらに顔を下に向け、30秒数える。

⑤ ④の姿勢のまま起き上がり、①の姿勢に戻る。

⑥ ベッドに座る姿勢でさらに顔を下に向けたまま、ゆっくり100秒数える。

耳石が動く様子はこちら

（動画は「右」だけあります）

ジャパン・メディカル・カンパニー様内耳モデル使用

JCOPY 498-06288

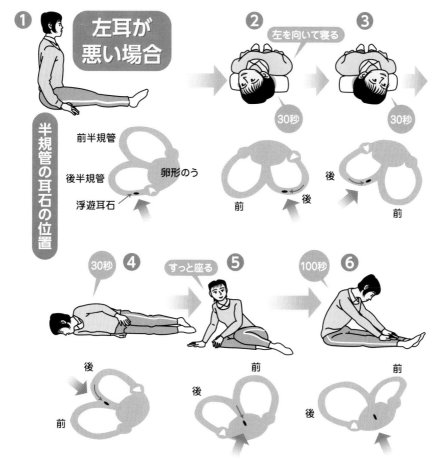

① ベッドに座る。

② 左を向いて寝る。その姿勢で30秒数える。

③ 20秒数えながらゆっくり右を向く。そこで30秒数える。

④ 身体全体で右側に寝返りをうつ。さらに顔を下に向け、30秒数える。

⑤ ④の姿勢のまま起き上がり、①の姿勢に戻る。

⑥ ベッドに座る姿勢でさらに顔を下に向けたまま、ゆっくり100秒数える。

実践のポイント

✓ 首や腰が悪い方は注意して行いましょう。

✓ 1日1回寝る前に、最低4日間行うことをおすすめします。

※イプリ法の1回の成功率は80％、4回の繰り返しで成功率92％。
　偽法とのトライアルで改善率は有意に高い（オッズ比は4.4、95％ CI: 2.6-7.4）。

20番改 エア・イプリ法 Ｅ

医師が自分で習得するためにも使えます。

病院で、良性発作性頭位めまい症（後半規管型：寝起き型）と
診断がつき、医師から許可が出た方が行ってください。

右耳が悪い場合

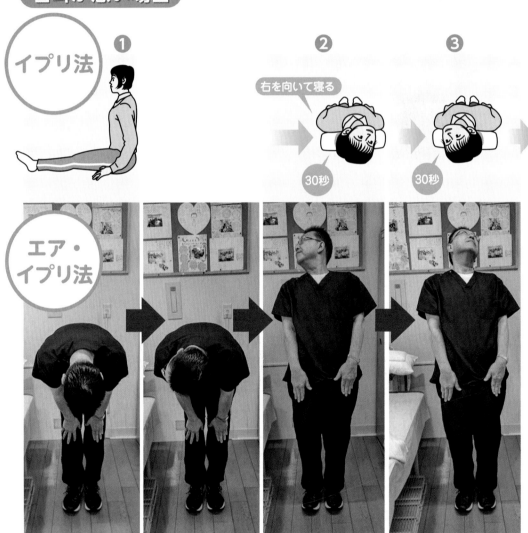

イプリ法 ❶ ❷ ❸

右を向いて寝る

30秒　30秒

エア・イプリ法

❶ おじぎをしま
す。そして右
を向きます。

❷ 右を向いたまま上体を起こし
ます。

❸ 頭だけゆっくり
左を向いていき
ます。

JCOPY 498-06288

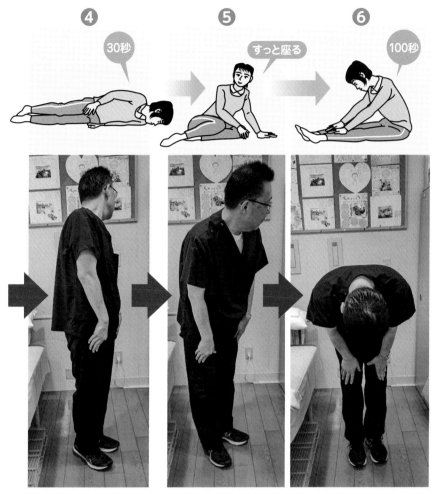

④ 頭の位置は変え
   ないで、体全体
   で「左向け左」を
   します（頭は左
   を向いたまま）。

⑤ → ⑥ ①のおじぎをする姿勢にゆっく
        り戻します（最初のポーズに戻る）。

実践のポイント

✓ 医師自らが試すと教えやすいです。

✓ 患者さんや家族も理解しやすく、実践に結びつきます。

✓ 高齢の患者さんを助ける家族のための方法です。

21番 グフォーニ法 E

病院で、良性発作性頭位めまい症（外側半規管結石症）と診断がつき、医師から許可が出た方が行ってください。

左グフォーニ法（右耳が悪い場合）

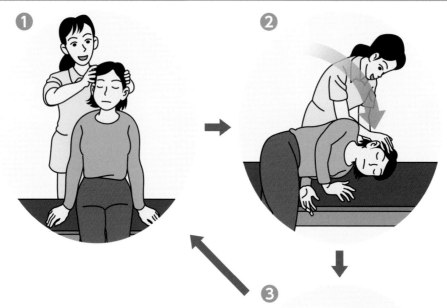

右耳が悪い場合

① 正面を向いて座る。
② 左側に倒れ、そのまま2分間待つ。
③ 首を回して45度下を向き、そのまま2分間待つ。その後、起き上がって①に戻る。

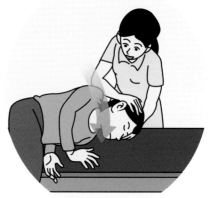

耳石が動く様子はこちら▶
（動画は「右」だけあります）

ジャパン・メディカル・カンパニー様内耳モデル使用

JCOPY 498-06288

右グフォーニ法（左耳が悪い場合）

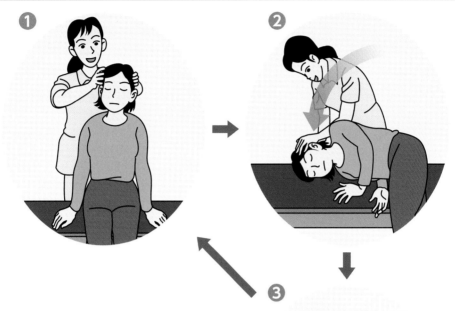

❶

❷

❸

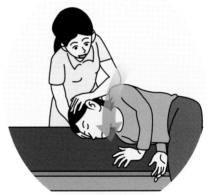

左耳が悪い場合

❶ 正面を向いて座る。

❷ 右側に倒れ、そのまま2分間待つ。

❸ 首を回して45度下を向き、そのまま2分間待つ。その後、起き上がって❶に戻る。

実践のポイント

✓ 首や腰が悪い方にはおすすめできません。

✓ 間をあけて1日2回行ってください。特に朝と夜寝る前におすすめします。

※グフォーニ法1回で48.4%、2回以内で60.9%の患者の症状が改善したとする報告があります（Kim JS, Oh SY, Lee SH, et al. Randomized clinical trial for geotropic horizontal canal benign paroxysmal positional vertigo. Neurology. 2012; 79: 700-7）。

22番 逆グフォーニ法 ^E

病院で、良性発作性頭位めまい症（外側半規管型、クプラ型）と診断がつき、医師から許可が出た方が行ってください。

右逆グフォーニ法（右耳が悪い場合）

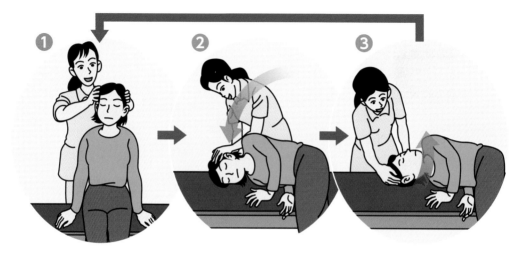

① 正面を向いて座る。

② 右側に倒れ、そのまま2分間待つ。

③ 首を回して45度上を向き、そのまま2分間待つ。その後、起き上がって①に戻る。

耳石が動く様子はこちら ▶
（動画は「右」だけあります）

ジャパン・メディカル・カンパニー様内耳モデル使用

JCOPY 498-06288

左逆グフォーニ法（左耳が悪い場合）

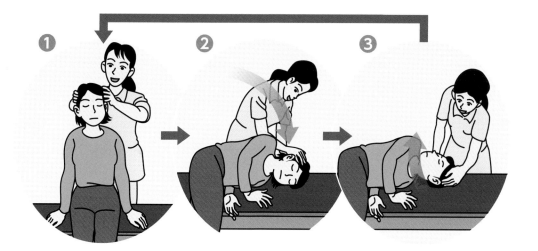

① 正面を向いて座る。

② 左側に倒れ、そのまま2分間待つ。

③ 首を回して45度上を向き、そのまま2分間待つ。その後、起き上がって①に戻る。

実践のポイント

- ✓ 良性発作性頭位めまい症と診断がついたにもかかわらず、頻回にめまいをくり返し、なかなか治らない人におすすめです。

- ✓ 首のスジが痛くても、しっかりと天井を向いてください。

- ✓ 首や腰が悪い方にはおすすめできません。

- ✓ 間をあけて1日2回行ってください。特に朝と夜寝る前におすすめします。

23番 ヘッドチルトホッピング

Ⓔ

［Yamanaka hopping（山中ホッピング）法］

病院で、良性発作性頭位めまい症（外側半規管型、クプラ型）と診断がつき、医師から許可が出た方が行ってください。

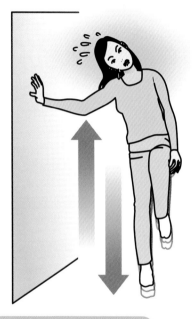

● プールでの耳の水ぬきの要領で10回ホッピングをしましょう。でも、65歳を過ぎると多くの女性は跳べないので…

実践のポイント

☑ 右・左どちらかに頭を傾け（チルト）、傾けた側の足で片足ホッピング（ジャンプ）。

☑ プールで耳に水が入ったときのイメージです。

☑ 右・左どちらの耳が悪い場合でも、両側を行います。

☑ なるべく壁などに手をついて行いましょう。

リハビリ動画

※ヘッドチルトホッピング（山中ホッピング法）は、近畿大学病院耳鼻咽喉・頭頸部外科特命教授・山中敏彰先生が考案されました。

JCOPY 498-06288

ヘッドチルトタッピング法 （裏ワザ）

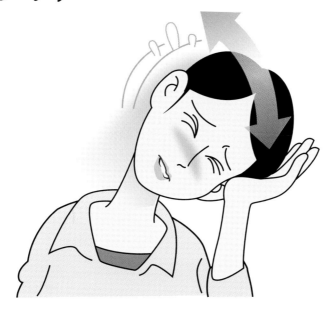

● 膝が悪い方、人工膝関節手術後の方は、ジャンプの代わりに、坐って頭だけを振って、側頭部を手根部（手のひらの手首に近い部分）に打ち当て、耳の中の水抜きをするイメージで行ってください（反対側も行いましょう）。

実践のポイント

✔ めがねのつるがかかる部分、マスクが耳にかかる直上をたたきます。

リハビリ動画

55

新井式前庭リハビリを熱心に行っている施設

新井式前庭リハビリとは、北里方式を改変し、学会リハを取り入れたリハビリです。

岡山県

にいつクリニック 耳鼻咽喉科
（新津純子）

〒719-0302
浅口郡里庄町新庄2929-1
☎ 0865-64-3622

山口県

鼓ヶ浦こども医療福祉センター 耳鼻咽喉科（池田卓生）

〒745-0801　周南市久米752番地4
☎ 0834-29-1430

福岡県

アルカディアクリニック 耳鼻咽喉科
（坂田美子）

〒839-0801
久留米市宮ノ陣4-28-10
☎ 0942-33-8877

鹿児島県

いわつぼ耳鼻咽喉科・めまいクリニック
（岩坪哲治）

〒899-5431　姶良市西餅田118-2
☎ 0995-66-3387

長野県

信州大学 耳鼻咽喉科（工 穣）

〒390-8621　松本市旭3-1-1
☎ 0570-00-3010

大阪府

市立吹田市民病院 耳鼻咽喉科
（山戸章行）

〒564-8567　吹田市岸部新町5-7
☎ 06-6387-3311

高知県

高知医療センター 耳鼻咽喉科
（土井　彰）

〒781-8555　高知市池2125番地1
☎ 088-837-3000

宮崎県

吉田病院（清水謙祐）

〒889-0511　延岡市松原町4-8850
☎ 0982-37-0126

注：各大学病院では、学会リハ中心に、
　　新井式も取り入れて施行されています。

JCOPY 498-06288

北海道

いとう耳鼻咽喉科医院（伊藤順一）

〒069-0852　江別市大麻東町13番17

☎ 011-387-1133

**日本赤十字社 旭川赤十字病院
耳鼻咽喉科**（長峯正泰）

〒070-8530　旭川市曙1条1-1-1

☎ 0166-22-8111

北海道大学 耳鼻咽喉科（藤原圭志）

〒060-8648

札幌市北区北14条西5丁目

☎ 011-716-1161

山崎耳鼻咽喉科めまいクリニック
（金谷健史）

〒060-0011

札幌市中央区北11条西14-1-16

☎ 011-757-3387

青森県

ささき耳鼻咽喉科クリニック

（佐々木均）

〒038-0022　青森市浪館字泉川22-7

☎ 017-739-6687

弘前大学 耳鼻咽喉科（髙畑淳子）

〒036-8563　弘前市本町53

☎ 0172-33-5111

宮城県

長町南めまい耳鼻咽喉科クリニック

（宮﨑浩充）

〒982-0012　仙台市太白区長町南

4-22-1-1　☎ 022-290-1227

茨城県

鈴木耳鼻咽喉科（鈴木榮一）

〒308-0841　筑西市二木成1929

☎ 0296-25-4332

東京都

小林耳鼻咽喉科医院（小林宏成）

〒154-0023　世田谷区若林5-14-4

☎ 03-3413-2062

千葉県

東邦大学医療センター佐倉病院 耳鼻咽喉科

（牛尾宗貴）

〒285-8741　佐倉市下志津564-1

☎ 043-462-8811

神奈川県

本郷台耳鼻咽喉科（高橋直一）

〒247-0007　横浜市栄区小菅ヶ谷4-9-1

グランシャリオ本郷台1F　☎ 045-891-0187

中山耳鼻咽喉科医院（中山貴子）

〒236-0027　横浜市金沢区瀬戸4-3　2F

☎ 045-783-0018

北里大学病院 めまいセンター（長沼英明）

〒252-0375　相模原市南区北里1-15-1

☎ 042-778-8111

東海大学医学部付属病院 耳鼻咽喉科

（五島史行）

〒259-1193　伊勢原市下糟屋143

☎ 0463-93-1121

五島耳鼻科めまいクリニック

〒194-0041　町田市玉川学園2-8-23

☎ 042-725-8712

横浜市立みなと赤十字病院

〒231-8682　横浜市中区新山下3-12-1

☎ 045-628-6100

リハビリ施設の特徴

旭川赤十字病院 耳鼻咽喉科

　新井医師の前庭リハビリ本はわかりやすい教科書として本書のリハビリを絞らず一通りすべてをこなし、患者の苦手なリハビリを確認しそれを繰り返して克服する方針です。月1回の外来集団前庭リハビリで実践しています。多少でもめまい患者の助けとなれば幸いです。

北海道大学 耳鼻咽喉科

　新井医師の前庭リハビリを見学に行き、それを参考にして大学病院のめまい外来で私が必要なリハを選択して患者自身が取り組みやすく工夫をしています。

ささき耳鼻咽喉科クリニック

　新井医師の前庭リハビリを見学に行き、それを参考にして私がリハを外来で選択しています。

JCOPY 498-06288

鈴木耳鼻咽喉科

　当院は比較的多くのめまい患者さんを診察しております。しかし数が多くなればそれに比例して難治性の方が増加しております。その場合はまず、新井先生の本を使い、リハビリ指導しています。的確に少ないリハビリの数で効果が得られますし、絵と動画があるので患者さんも理解しやすく真剣に行なってくれます。また、当院から積極的にみなと赤十字病院に紹介させていただき非常に喜ばれております。

小林耳鼻咽喉科医院

　リハビリテーションの概要を説明し、患者さんの症状に当てはまる運動を重点的に指導しています。外来で定期的にリハビリテーションの効果を判定し、めまいの改善具合を確認しています。

五島耳鼻科めまいクリニック

　新井医師の前庭リハビリを見学に行き、それを参考にして私が作成した YouTube 動画をみて患者さんに行ってもらっています。指導については最小限にとどめています。

本郷台耳鼻咽喉科

　当院では新井式を基に前庭リハビリを指導しています。具体的にはリハビリの目的をお話しし、特に大事なリハビリを具体的に指導し、残りは「めまいは寝てては治らない」のDVDを視聴していただくという形をとっています。

信州大学 耳鼻咽喉科

　めまい外来担当医師が前庭リハを外来で選択し指導しています。仕事などで忙しい働き盛りの方、高齢者などでリハビリが限定される方など、その患者さんの体力、気力を見極めてリハビリを指導しています。今後は大学病院の長所を活かして、リハ科と連携を取って効率的なリハを確立していきます。

市立吹田市民病院 耳鼻咽喉科

　私は新井先生に直伝していただいた前庭リハを「めまい教室」として集団リハビリ形式で指導しております。リハビリが難しい方、覚えられない方は4日間の入院にて検査も行いながらリハビリを指導しています。お一人ではリハが難しい方は作業療法士にも協力してもらっています。患者さんに明日が来るのが楽しみになるような治療を目標に

JCOPY 498-06288

しています！

にいつクリニック 耳鼻咽喉科

　当院の一番の特徴は、耳鼻咽喉科医と理学療法士・作業療法士との連携でリハビリを実施していること、リハビリは個別指導で実施していることです。アピールポイントは、その特徴にあり、1人ひとりにあったリハビリを提供できること、必要に応じて入院リハビリも可能であることです。

高知医療センター 耳鼻咽喉科

　当院は高知市にある病院で、週に1回だけ、電気眼振図などの平衡機能精査を行っています。精査の際に新井式前庭リハビリテーションの詳細な説明と目標を設定し、目標に応じた訓練設定などを行っています。

吉田病院

　慢性めまいで中等症、重症、不安の強い方などにリハを指示しています。当院は精神科病院なので、不安、うつの方がたくさん来られますが、休職中の方もリハと内服加療で仕事に復帰されています。うつ病のひどい方にも新井先生のリハは対応できています。

私と前庭リハビリとの35年

平成元年　徳増名誉教授から大学のカンファレンスで前庭リハビリを講義で教わったのが出会い。その当時はリハビリ科がない時代で、「医師がリハビリ？」と困惑した。

平成2年　国立相模原病院で入院めまい患者に北里式リハビリを指導。

平成3年〜5年　病棟で入院めまい患者に前庭リハビリ指導。

平成8年　横浜赤十字病院で入院集団リハビリを開始。

平成17年　現横浜市立みなと赤十字病院で入院集団リハビリを開始し、最盛期は年間1000名以上入院加療した。

コロナ禍　クラスター発生回避で集団リハビリを中止し、それ以後は外来での個人リハビリへとシフトチェンジ。

令和5年　本書にある4つの坐位訓練をv- HIT検査前に6人一組で指導。検査をスムーズに終える工夫として集団リハの縮小版を再開。v-HIT終了後、診察と検査結果、さらに実年齢および肉体年齢とやる気により、立位での強度リハ【中→強】を個人的に指導して外来で経過を診ている。

著者からのメッセージ
▼

現在　集団では基礎、強度中以降の応用になると個人指導リハを教えている。

JCOPY 498-06288

第3章

最新の検査と
薬物治療

v-HIT検査の説明と
その活用

　令和5年4月にv-HIT検査（インターアコースティック社製Eye SeeCam）を導入し、令和6年3月上旬までに800例以上の検査を施行しました。この検査で左右三半規管（合計6つの半規管）機能が正常か低下しているかを調べることが可能となりました。めまい患者さんご自身のめまい、ふらつきと三半規管の関係の理解がより深まります。ただし、一人一人に検査する時間（設置準備時間と検査時間、さらに検査後の結果を説明する時間）を要します。左右6個の三半規管の評価（利得〔ゲイン〕）を半規管ごとに数値で表せます。さらに肉眼で見えるオバートサッケード、および肉眼では確認不可能なコバートサッケードの確認も可能となり、外来での患者説明には大変有用です。そこで、当院が実際に行っている様子と、患者説明用の結果用紙、患者さんに説明するために使っているイラストを供覧します。

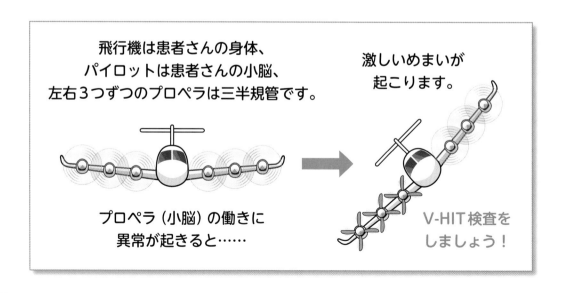

飛行機は患者さんの身体、
パイロットは患者さんの小脳、
左右3つずつのプロペラは三半規管です。

激しいめまいが
起こります。

プロペラ（小脳）の働きに
異常が起きると……

V-HIT検査を
しましょう！

v-HIT 検査の様子

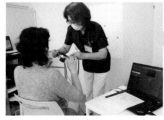

❶ ゴーグル装着

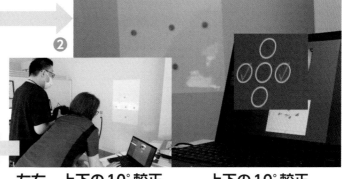

左右、上下の 10° 較正　　　上下の 10° 較正

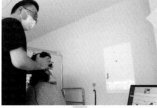

❸ 左右外側半規管検査

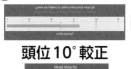

❹

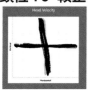

頭位 10° 較正

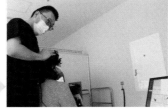

❺ 左前、右後半規管
　LARP

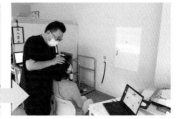

❻ 右前、左後半規管
　RALP

説明用紙

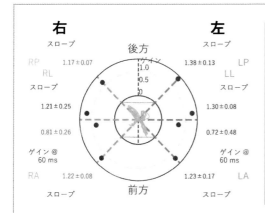

三半規管		v-HIT 結果			
半規管	正常値	右		左	
P (後)	≧ 0.7	◎	×	◎	×
L (外)	≧ 0.8	◎	×	○	⊗
A (前)	≧ 0.7	◎	×	◎	×

めまいの薬物療法

● 抗めまい薬

アデノシンミリン酸二ナトリウム（アデホスコーワ®）

イソソルビド（イソバイド®）（メニエール病治療薬）

ジフェニドール塩酸塩（セファドール®）

ベタヒスチンメシル酸塩（メリスロン®）、他

● 肩関節周囲炎の外用消炎鎮痛薬

ロキソプロフェンNa テープ50mg、100mg「ユートク」

ジクロフェナクナトリウムテープ15mg、30mg
「ユートク」

ジクロフェナクナトリウムクリーム1%「ユートク」

● めまい適応のある漢方薬

半夏白朮天麻湯：高齢者。胃腸虚弱を伴うもの

苓桂朮甘湯：若い女性。
起立性調節障害、動悸・のぼせを伴うもの

五苓散：若年から中年女性。頭痛、嘔気、浮腫を伴うもの

JCOPY 498-06288

新しいめまい疾患

PPPD （持続性知覚性姿勢誘発めまい）

　体のバランスにおいては内耳を中心とする前庭と、目からの情報（視覚）と、足の裏からの位置情報（体性感覚）の3つが重要な役割を果たしています。3つのいずれが障害を受けても他の2つへの依存を強くすることでバランスは保たれます。内耳が障害を受けた急性めまいでは視覚と体性感覚に依存します。通常は内耳機能回復につれて視覚や体性感覚への依存が解消され元のバランスに戻ります。しかし、PPPDでは急性めまいが治った後も視覚や体性感覚依存のままでいるためにバランスが崩れたままです。これが現在のPPPD病態の仮説です。視覚依存状態、体性感覚依存状態の解消が有効な治療法と考えられており、そのために前庭リハビリテーションと抗うつ薬の治療、そして認知行動療法を行います。

推薦のことば

信州大学耳鼻咽喉科・工 穣先生

昵懇にしている新井先生の前庭リハビリの本は新しく前庭リハを始める先生にどれを選択するかを明示しているので大変助かると思います。まさに忙しい耳鼻科医がリハビリの選択に迷うことなく、患者も「時間がないときはこれだけやりましょう」というわかりやすい取り組みのリハ内容です。前庭リハビリを外来で教えてみたい医師のみなさん、初めて前庭リハ指導に関わる理学療法士の方などには絶対お勧めです。

東邦大学医療センター佐倉病院耳鼻咽喉科・牛尾宗貴先生

前庭リハビリを取り組みたい医師に施行すべき内容が明示されているのでお勧めです。

旭川赤十字病院耳鼻咽喉科・長峯正泰先生

私同様に前庭リハビリ治療に出会い、その良さを体験してほしいのでこの本を推薦させて頂きます。

JCOPY 498-06288

にいつクリニック耳鼻咽喉科・新津純子先生

新井式前庭リハビリの本に出合うことが、「めまい・ふらつき」治療の第一歩だと思います。この本に出合った仲間が増えて、前庭リハビリが実施できる医療機関が多くなることを期待しています。

北海道大学耳鼻咽喉科・藤原圭志先生

新井先生の前庭リハビリへの熱意には感服するばかりです。本書はどのリハビリを選択すればよいか明示してあり、新しく前庭リハビリを始める先生は必読です。また、患者さんのレベルごとにリハビリが提示してあり、これまで以上に取り組みやすい内容になっています。

アルカディアクリニック耳鼻咽喉科・坂田美子先生

めまいリハビリの重要性はわかっていても、実際にどの項目が合うのか、どう行えば効果が出るのかなど、さまざまな課題がありました。このように具体的な方法がまとめられたことは、医療従事者だけでなく患者さんにとって有益なことだと思います。困っておられる多くの患者さんが元気になることを願って本書を推薦します。

高知医療センター耳鼻咽喉科・土井　彰先生

本書は前庭リハビリテーションの導入書としてぴったりの内容だと思います。実践のための入門書となります。まずは本書の内容がある程度できるようになれば、新井先生の著書『めまいは寝てては治らない（第7版)』などもいかがでしょうか。

本郷台耳鼻咽喉科・高橋直一先生

医療現場ですべてのリハビリを指導するのは困難です。本書は簡便に患者さんが必要とするリハビリがわかります。私もこの書を活用して、一段階レベルの高い医療を提供できるようになりたいです。

吉田病院・清水謙祐先生

まさに「時間がない時はこれだけを」という取り組みやすいリハ内容です。当院では1日朝・昼・夜の3回を指示しています。初めて前庭リハ指導に関わる医師・理学療法士の方々にオススメです。新井先生の本を紹介すると、その笑顔に癒される患者さんもおられます！

JCOPY 498-06288

市立吹田市民病院耳鼻咽喉科・山戸章行先生

新井先生のリハビリは、めまいによる先の見えない不安な毎日を明るい未来につなげる力があります。患者様も治療者も元気になる新井式をまずやってみましょう！

ささき耳鼻咽喉科クリニック・佐々木均先生

新しく前庭リハビリを始める先生がリハビリ選択に迷わないための本です。症状から即、適正なリハビリに取り組めます。めまいリハビリに携わる開業医には必携の内容で、絶対お勧めです。

鈴木耳鼻咽喉科・鈴木榮一先生

当院は比較的多くのめまい患者さんを診察し難治性の方が増加しております。本書は的確に少ないリハビリの数で効果が得られますし、絵と動画があるので患者さんも理解しやすく真剣に行ってくれます。

小林耳鼻咽喉科医院・小林宏成先生

本書はめまいにお悩みの方に大いに役立つことと思います。新井先生の温かい思いやりの気持ちのこもったこの本を推薦します。

弘前大学耳鼻咽喉科・髙畑淳子先生

めまい学会で聞いた新井先生の熱血前庭リハビリ講演が私の前庭リハビリ道を開きました。私の長年の疑問に答えてくれた前庭リハビリ指導本を皆様にお勧めします。

中山耳鼻咽喉科医院・中山貴子先生

新しく前庭リハビリを始める際の最少最適が明示されているので助かります。

いとう耳鼻咽喉科医院・伊藤順一先生

どのようなめまい症例に、どういった前庭リハビリを選択するかがわかりやすく解説されています。前庭リハビリの決定版といった内容です。医師だけでなく、前庭リハビリに関わる理学療法士にも参考となる一冊です。

横浜市立みなと赤十字病院企画情報課・本多　裕主事

本書は前庭リハビリを、新井医師が実演される動画で自ら学ぶことができます。新井医師より前庭リハを直に伝授されることができる一冊です。

終わりの言葉

　最後まで読んでいただき、ありがとうございました。この本が刊行される令和6年4月には私も還暦です。ここから一段と自身の加齢変化に拍車がかかるでしょう。まさに生きていくのは病や不調との戦いであり、その代表がめまい、平衡障害だと思います。めまいといえばぐるぐる回る渦巻のようなイメージを浮かべる方が多いのではないでしょうか。たしかにぐるぐると目が回る回転性のめまいは、めまい疾患の代表的な症状です。しかし最近のめまい外来患者の多くは老いも若きも「目は回らない、足が地に着かず浮いている、漂っている、身体がゆれる、安定しない」と訴えます。社会におけるストレスが多様化・深刻化する中で、浮動性・不安定性めまい疾患が増加していることを実感します。世界のめまい学会（バラニー学会）が、めまいに回転性・浮動性・不安定性の3タイプがあると規定したのは2009年のことです。慢性めまいでその症状は3か月以上持続する浮遊感・不安定感であり、立ち上がった際や歩行時など体を動かしたときに生じるPPPD（Persistent Postural-Perceptual Dizziness；持続性知覚性姿勢誘発めまい）が新しいめまい疾患として出現しました。このような中で、前庭リハビリの出番はよりいっそう多くなるでしょう。本書が慢性めまいの福音になれば幸いです。

　令和6年3月吉日

著者　**新井基洋**

著者からのメッセージ ▶

著者略歴

新井基洋
あらいもとひろ

1964 年 4 月 22 日生まれ　横浜市青葉区在住

1983 年	北里大学医学部入学
1989 年	北里大学医学部卒業　医師免許取得　北里大学耳鼻咽喉科入局
1990 年	国立相模原病院耳鼻咽喉科
1991 年	北里大学耳鼻咽喉科
1994 年	耳鼻咽喉科専門医取得
1995 年	健常人 OKAN（めまい研究）で医学博士号取得 米国ニューヨークマウントサイナイ病院神経生理学短期留学
1996 年	横浜赤十字病院赴任
2000 年	同病院耳鼻咽喉科副部長　めまい平衡医学会専門会員、評議員
2004 年	同病院耳鼻咽喉科部長
2005 年	横浜市立みなと赤十字病院耳鼻いんこう科部長
2013 年	めまい平衡医学会代議員
2016 年〜	横浜市立みなと赤十字病院めまい平衡神経科部長
2021 年	国際めまい学会（国際バラニー学会）会員

著書：『めまいは寝てては治らない　第 7 版』（中外医学社）
　　　『前庭（めまい）リハビリ実践バイブル　第 2 版』（中外医学社）ほか

今まで誰も教えてくれなかった
新井式前庭リハビリのエッセンス　　Ⓒ

発　行　2024 年 4 月 22 日　1 版 1 刷

著　者　新 井 基 洋

発行者　株式会社　中 外 医 学 社
　　　　代表取締役　青 木　滋

　　　　〒 162-0805　東京都新宿区矢来町 62
　　　　電　話　03-3268-2701（代）
　　　　振替口座　00190-1-98814 番

組版/（株）月・姫
印刷・製本/横山印刷（株）　　　　　　　　　　〈SK・HU〉
ISBN978-4-498-06288-7　　　　　　　　Printed in Japan